AF468543

Pour faire suite à l'examen de la nature du mouvement du sang,
dans les congestions sanguines.

DEUXIÈME PARTIE.

De l'Épanchement séreux dans la Plèvre

EN DEHORS DE TOUTE INFLAMMATION ;

MÉCANISME DE LA FORMATION DE LA SÉROSITÉ

par

M. Eugène HERPIN

DOCTEUR EN MÉDECINE A BRÉHÉMONT.

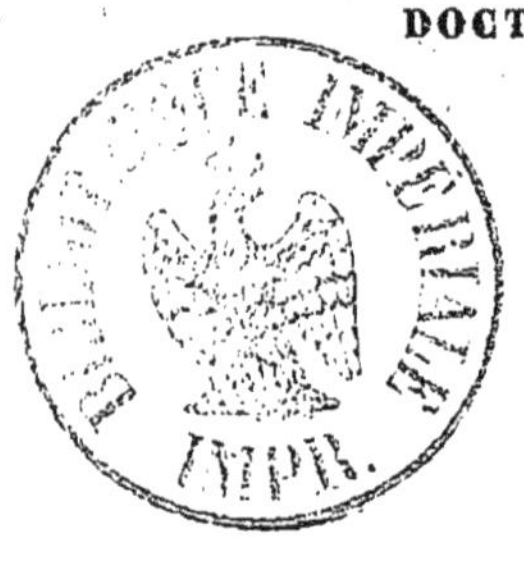

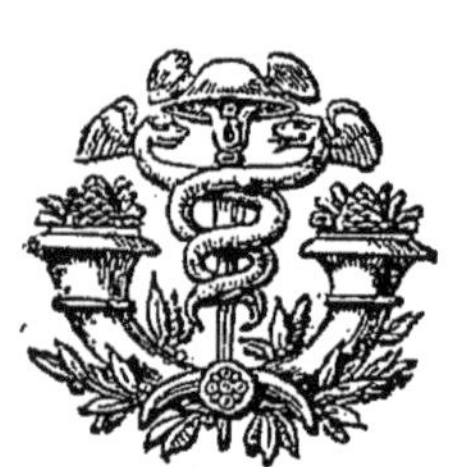

TOURS,

IMPRIMERIE LADEVÈZE.

1857.

INTRODUCTION.

En 1835, lorsque sous la direction de mon père je commençais mes études médicales à l'hopital de Tours, le lit n° 5 de la salle 10 fut occupé, quelques jours seulement, par un petit malade, âgé de sept à huit ans, qui avait eu l'imprudence de se lier la verge avec un fil. L'étranglement circulaire produit par ce moyen mécanique avait été suivi d'un gonflement œdémateux du prépuce, et les accidents qui en étaient résultés, douleur, boursouflement, impossibilité d'uriner, étaient arrivés au point de nécessiter l'intervention de la chirurgie ; il fallait lever l'obstacle pour mettre un terme aux accidents produits et à ceux plus graves encore qui menaçaient de se produire. Ce fut avec quelques difficultés qu'une sonde cannelée fut passée sous le fil en pénétrant sous la ligature du côté de la verge. Si on eût voulu agir en sens inverse, c'est-à-dire, en faisant pénétrer l'extrémité de la sonde entre le prépuce et la ligature, c'eût été impossible tant le gonflement de ce côté remontait par dessus le fil. La ligature ainsi soulevée fut immédiatement divisée, tous les accidents de l'étranglement cessèrent et deux jours après l'enfant sortait. L'œdème du prépuce avait disparu.

J'eus occasion bientôt de voir dans les salles des vénériens des boursouflements analogues déterminés par la constriction exercée à la base du gland, par le collet du prépuce ; les accidents qui se firent remarquer furent les mêmes que ceux que j'avais observés primitivement chez le petit malade ; l'incision du prépuce à sa base levait la cause de l'étranglement et le dégorgement avait lieu promptement. Plus tard, dans ma pratique, des faits identiques se présentèrent, je dus moi-même agir comme j'avais vu faire : les mêmes résultats se reproduisirent avec la même simplicité. Ce sont les faits de cette nature, auxquels je dois joindre les accidents généraux, et surtout les phénomènes locaux que l'on constate dans le sac herniaire et dans la portion de l'intestin étranglé, dans le cas de hernie étranglée, qui, en me fournissant les premières remarques, me servirent de point de départ dans l'examen que j'entreprendai du mécanisme des épanchements séreux simples.

Constrictions Mécaniques.

Autre chose est la compression exercée sur les artères et les veines de second ordre : autre chose est la constriction exercée sur les capillaires artériels et veineux les plus petits. La compression des vaisseaux de moyen calibre n'est pas suivie, du moins immédiatement, d'accidents généraux graves, et les phénomènes locaux passent le plus souvent inaperçus ; ce qui tient peut-être à ce que la circulation se rétablit facilement par les voies multiples que les anastomoses ménagent ouvertes au cours du sang. Les ligatures jetées sur les artères, les compressions exercées sur les veines nous en fournissent l'exemple. Il n'en est pas de même de la constriction exercée sur les capillaires, lorsque l'on circonscrit au moyen d'un fil, d'un anneau, d'un moyen non élastique quelconque, un point, quelque petit qu'il soit, où s'irradie le réseau capillaire, et moins la partie comprise dans la ligature a d'étendue, plus l'effet est puissant et prompt à observer, et que l'on comprime de manière à interrompre le passage du sang des extrémités des artères dans les veines et dans les lymphatiques, on voit immédiatement survenir des accidents redoutables. Ceux-ci sont de deux sortes : généraux et locaux.

Les accidents généraux sont un état de gêne, de malaise, d'impatience qui oblige de changer de position, quelle que soit celle que l'on prenne, à y revenir à plusieurs reprises sans s'y arrêter définitivement. Dans cet état général d'intolérance qui ôte tout repos, il y aura toujours quelque chose de commun à toutes les constrictions, sur quelque point qu'elles s'exercent, que ce soit sur la peau, sur l'intestin ou sur toute autre partie de nos organes.

Doit-on relier ces effets à la lésion locale produite sur les nerfs étranglés par la ligature, et alors l'action du système nerveux est-elle directe; ou bien doit-on rapprocher de l'arrêt du sang dans les capillaires les troubles fonctionnels généraux qui nous viennent des centres nerveux, et alors ceux-ci ne sont-ils que consécutivement atteints? La question reste à juger. Il est toujours vrai qu'à l'instant où la constriction est exercée de manière à déterminer les accidents nerveux, le mouvement du sang est singulièrement modifié.

Nous retrouvons à cette occasion la même particularité que j'ai déjà signalée lorsque je parlais de la propension qu'avait le sang de tous les systèmes à venir sortir par l'ouverture pratiquée accidentellement ou facultativement sur un point de la continuité du réseau artériel ou veineux.

Par le fait matériel de la ligature qui arrête la circulation des liquides, dans la partie isolée, par l'étranglement et probablement à cause de l'importance des phénomènes de vitalité qui se lient aux fonctions des veines des lymphatiques et des excréteurs dont l'action est suspendue, le sang se précipite avec violence vers le point étranglé et s'y arrête, les parois des artères forment cul-de-sac, le flot du liquide rebondit sur lui-même, la violence du sang est telle que les pulsations artérielles soulèvent toutes les parties et viennent vibrer jusqu'à la surface de la peau; ce n'est plus alors la simple impulsion du cœur qui précipite le sang, c'est toute la puissance du système circulatoire en révolte qui vient se briser sur l'obstacle. Si l'on voit sous l'influence de la sève les végétaux, lors de l'accroissement de leurs parties, soulever tout ce qui s'oppose à leur développement, de quelle violence ne doit pas être la puissance du sang chez les animaux dans les constrictions? Tout le système circulatoire est donc mis en émoi par ce seul fait : l'absence de circulation dans les capillaires de l'une de nos parties.

Les phénomènes locaux s'observent dans le point isolé par le moyen constricteur, ils sont la conséquence du dernier effort que l'organisme veut encore tenter et d'un dernier moyen que la circulation veut encore mettre à la disposition des tissus pour se les rattacher.

En même temps que le sang vient frapper avec persistance sur la limite la plus rapprochée de la partie étranglée, les parties étranglées, elles-mêmes à défaut de la circulation paisible dans les capillaires, jouissent de la propriété de prendre au flot du sang un élément séreux. Celui-ci marque l'exagération physiologique de la circulation, et est l'élément factice que le sang prête aux tissus pour se les conserver; en effet, que l'étanglement soit levé encore à temps, aussitôt toute cette sérosité rentre dans le sang, les capillaires reprennent leurs fonctions, la vie de la partie étranglée est sauve.

Le gonflement œdémateux de la partie étranglée est dû à l'infiltration de la sérosité ; celle-ci empruntée au sang des vaisseaux les dégorge d'autant, traverse l'obstacle, puis pénètre par imbibition ou autrement dans les parties privées de la circulation, qui s'imprègnent à la manière de l'éponge mise au contact avec le liquide d'une source;

de plus, les productions qui se succèdent, pressant devant elles la sérosité la première formée, arrivent aux cellules après un semblant de circulation, les infiltrent et les engorgent; de là le phénomène local du gonflement et de l'œdème.

La nature de la sérosité ainsi infiltrée ou épanchée ne pouvant être comparée ni au triage physiologique qui nous donne le sang noir, la lymphe, la sueur, ni à la secrétion des glandes, ni à l'élimination des excrétions devenant matières hétérogènes, ni au travail de la formation du pus qui est le produit de l'inflammation, nous sommes obligés de reconnaître la cause de sa formation dans l'action mécanique de l'agent constricteur, dans l'arrêt direct du sang dans les capillaires au moyen de la constriction et dans l'incitation nerveuse, qui réagit sur tout le système sanguin et l'oblige à fournir la sérosité de l'infiltration; l'élément séreux vient du sang.

Tels sont les accidents généraux et les phénomènes locaux que je tenais à décrire, et qui résultent de la contrariété qu'éprouve le mouvement du sang dans les constrictions.

DE L'ÉPANCHEMENT SÉREUX DANS LA PLÈVRE

EN DEHORS DE TOUTE INFLAMMATION ;

MÉCANISME DE LA FORMATION DE LA SÉROSITÉ.

Nous avons fait connaître les troubles fonctionnels survenant dans le travail de la digestion à l'occasion d'une impression défavorable s'exerçant sur nos sens. Les phénomènes de l'indigestion observés alors n'étaient pas encore la maladie du tube digestif ; ils en étaient la simple indisposition. Dans cette circonstance, nous avons fait remarquer que le sang arrivant en plus grande quantité pour précipiter le travail digestif fournissait en plus grande abondance à la secrétion des glandes de l'intestin, qui dans l'indigestion exagéraient leurs produits ; nous allons constater des faits analogues d'indisposition à l'occasion du transport du sang vers les muscles mis en travail lorsqu'une impression nuisible venant de l'extérieur contrariera le mouvement circulatoire du sang dans le réseau capillaire. L'épanchement que nous remarquerons dans la plèvre ne sera pas encore le produit de la maladie du sang, encore moins la traduction de l'inflammation de la plèvre qu'il précédera Pourtant quelquefois nous le comparerons au liquide qui est fourni par le sang aux glandes de l'intestin dans l'indigestion.

L'épanchement séreux dans la plèvre, qui semble puiser nécessairemcnt sa raison d'être dans l'inflammation de la séreuse de la plèvre, n'est qu'un produit fourni par le sang qui dans un moment d'exagération du travail de l'appareil locomoteur, afflue en plus grande abondance jusqu'aux capillaires accidentellement impressionnés par le froid ; ce produit n'est ni physiologique ni inflammatoire, mais il suit l'un et précède l'autre.

La dénomination vulgaire de chaud-refroidi, quelque impropre qu'elle soit, ne laisse pas paraître du moins l'erreur dans laquelle nous tombons en employant le mot pleurésie, qui implique la nécessité de l'inflammation pour la formation d'un produit non inflammatoire.

Ce n'est réellement que dans quelques cas exceptionnels graves, compliqués de l'influence des causes épidémiques, d'empoisonnement du sang, de plaies pénétrantes, de désordres matériels des organes, que l'inflammation se déclare, et dans ces circonstances seulement, l'inflammation de la plèvre s'ajoute à l'épanchement; autrement, et c'est le plus souvent, les maladies désignées par le nom de pleurésies aiguës, celles qui se terminent par la résolution du liquide épanché, sont de simples épanchements sans inflammation avec constriction du poumon. Nous allons essayer d'en donner la preuve.

Le sang destiné à l'appareil locomoteur arrive surtout aux muscles qui se livrent à l'action. Plus la course et le travail sont forcés, plus le sang afflue pour fournir à l'activité des mouvements ; ce sont les muscles des lombes, les muscles qui recouvrent la poitrine, ceux des bras qui reçoivent un plus grand renfort de vie, et cela au détriment des muscles des autres régions et en empruntant le sang des appareils digestifs et sensitifs. Nous l'avons déjà fait observer.

Le champ du cultivateur, le travail de l'ouvrier ne seront pas seulement arrosés de leurs sueurs, mais bien de leur sang le plus abondant et le plus pur. Si, dans le moment où le sang fuit par les fibres musculaires (et il s'échappe par les instruments du travail, comme nous l'avons vu se répandre au dehors dans l'hémorrhagie), le travailleur prend un instant de repos, la colonne de sang continuant d'arriver aux muscles du travail avec l'activité donnée à tout le système circulatoire, le flot du sang vient se heurter contre la fibre musculaire qui, cessant d'agir, n'a plus besoin de consommer autant, le liquide sanguin s'accumule dans les artères, les engorge; cette circonstance ajoutera à la violence déjà trop grande de la circulation vers ces parties, puis la pression exercée par l'impulsion de la colonne liquide sera d'autant plus impérative que les capillaires sollicités trop vivement pour l'absorption refuseront la promptitude d'action qu'on voudra exiger d'eux, et cela par ce qu'ils seront contrariés par le liquide en excès qui cherchera à les pénétrer de vive force.

Ces différents effets seront des causes d'arrêt dans le passage du sang des artères dans les veines; la congestion physiologique ne cessera que lorsque les capillaires prenant leur temps pour fonctionner, enlèveront aux artères congestionnées, au moyen d'un épuisement bien ordonné, le trop plein des vaisseaux; la transpiration, les sueurs viendront à leur aide pour produire le dégorgement, le sang se rasseoira et le calme redeviendra uniforme dans tous les systèmes.

Reprenant la succession de ces différents phénomènes, si au moment où le travailleur prend un instant de repos alors que la sueur abonde à la surface de la peau, et que les capillaires précipitent leur absorpsion pour désemplir les conduits du sang, un simple coup d'air, médiat ou immédiat, avec refroidissement vient le saisir, l'horripilation qui surviendra au même moment suspendra et l'élimination naturelle qui allait se faire par la peau et les fonctions devenues importantes des absorbants. Nous allons constater ce qu'il en adviendra.

Avec le dérangement dans la marche du sang, il y aura dissociation de ses éléments sous la seule influence d'une cause atmosphérique, le froid; le trop plein des vaisseaux sous une nouvelle forme se déversera immédiatement dans les cavités séreuses qui feront l'office de diverticulums : ce seront des moyens naturels que notre organisation aura ménagés sur le passage du sang pour remédier à des accidents plus graves encore, ceux qui seraient certainement survenus si la circulation dans les capillaires fût restée stationnaire au-delà d'un certain temps; car, nous pouvons le voir, le mouvement libre du sang est aussi indispensable à la vie que la chaleur et la pression athmosphérique le sont pour maintenir l'état physique des corps inorganiques.

Ce sera donc en s'exposant à un courant froid ou en évitant de se couvrir de ses vêtements dans l'instant où il devient prudent de favoriser la transpiration et le passage facile du sang dans les veines et dans les lymphatiques, que l'homme, à la suite du travail, aura gagné la fluxion de poitrine dont il sera atteint, que la sueur ait été séchée sur place ou que, par suite d'une impression éloignée, l'absorpsion et l'élimination aient été suspendues momentanément dans les capillaires.

Le sang sous une nouvelle apparence, sous l'apparence séreuse, se dirigera vers les cavités séreuses, comme nous l'avons vu dans les constrictions pénétrer les parties étranglées et ajouter à la cause de l'étranglement; comme nous le voyons, les premiers jours qui suivent les grandes opérations, imbiber les pièces de pansement et maintenir leur adhérence aux plaies récentes; comme nous le verrons soulever l'épiderme, lors de la production accidentelle ou factice d'une vésication à la peau. Nous le retrouvons encore sous cette forme dans la couenne du sang.

Le sang qui, en prenant un nouveau cours, aura rencontré un nouveau débouché, se portera d'autant plus vers la séreuse de la plèvre que la violence de son mouvement dans les artères se prolongera et que la circulation restera paralysée aux dernières limites des vaisseaux. Le sang suivra cette nouvelle voie et arrivera de source dans la cavité pleurale qui se remplira; et cela est tellement vrai que par l'application d'un large vesicatoire sur le côté, il nous est toujours facile de détourner cette source de l'épanchement en appelant la sérosité à la surface de la peau. Aussitôt que le vésicatoire exercera son action vésicante, l'épuisement du réservoir de la plèvre commencera l'absorption du liquide épanché dans la cavité séreuse ayant lieu sans renouvellement constant du liquide de l'épanchement; de la sorte la cavité de la plèvre se tarira et nous en avons la preuve dans la cessation de la douleur pleurétique, dans les inspirations devenues plus étendues et plus faciles.

Le liquide de l'épanchement pleural se compose d'un élément séreux, c'est le véhicule du sang et d'un élément couenneux qui en est la partie vivante. Cette même séparation se voit dans la sérosité qui baigne le caillot du sang et dans la couenne qui adhère au caillot. Nous la retrouvons également dans la sérosité du vésicatoire et dans la pseudomembrane; celle-ci, par les adhérences qu'elle contracte avec les parties vivantes par l'organisation qu'elle leur emprunte, nous montre qu'elle est bien la partie vivante du sang épanché sous la cloche épidermique.

Le véhicule de l'épanchement séreux dans la plèvre disparait par l'absorption; la partie pseudo-membraneuse reste, contracte des adhérences avec la plèvre costale et la plèvre pulmonaire, se durcit s'organise, et vit comme nous voyons, dans les abcès sanguins, la partie séreuse du sang disparaître et le noyau s'organiser pour se confondre plus tard avec la propre substance de l'organe. N'est-ce pas le même phénomène qui préside à l'agglutination des plaies qui se réunissent par première intention? Ne devons nous pas rattacher à ces mêmes faits la cicatrisation des parties divisées dans les sections sous-cutanées?

Après ces rapprochements qui, on peut le voir, s'offrent

d'eux-mêmes, peut-on admettre que l'inflammation soit quelque chose pour la formation de ces produits?

L'inflammation donne un produit hétérogène dont les propriétés sont opposées à celles du sang; ce produit, opposé à la vie, est éliminé, chassé au dehors par toutes les forces que l'organisation peut mettre en œuvre pour s'en débarrasser.

Le sang ou ses dérivatifs, les parties séreuses, fibrineuses, pseudo-membraneuses ou couenneuses du sang, infiltrées ou épanchées dans nos tissus, cherchent à relier entre eux les tissus divisés, à les agglutiner, à les cicatriser pour ensuite se laisser convertir, s'il le faut, en la propre substance des organes qu'elles veulent encore servir. Nous les avons vues dans les constrictions mécaniques cherchant à rattacher en dernier ressort à la vie la portion qui allait s'isoler, nous les montrons dans les épanchements de la plèvre produisant une indisposition déjà inquiétante, mais prévenant aussi des accidents bien autrement graves qui surviendraient nécessairement si le trop plein des vaisseaux, dû à l'arrêt du sang dans les capillaires, n'était soulagé par l'éminent service que rendent au sang les réservoirs membraneux. Ceux-ci sont autant de diverticulums bien judicieusement établis pour recevoir le sang sous ses différentes formes, en prévision de désordres qui surviendraient à l'occasion de la violence exagérée du flot du sang.

Lorsque la cause de l'arrêt du sang dans les capillaires disparait, nous voyons la sérosité de l'épanchement s'en aller, en même temps la plèvre s'accommoder des pseudo-membranes qui restent comme nous avons vu dans les constrictions, la cause de l'étranglement levée le liquide de l'infiltration rentrer dans la circulation et les parties reprendre leur vie accoutumée.

Qu'il me soit permis pour me venir en aide de dire un mot des injections irritantes dans les cavités séreuses.

La désagrégation est simple dans l'application de l'eau bouillante à la surface de la peau, nous ne trouvons, dans ces vésications simples, sous la cloche épidermique que de la sérosité en admettant que la cause extérieure, le froid ou toute autre cause atmosphérique ne sera pas venue influer sur la nature du sang ou sur son cours dans les capillaires.

Dans l'épanchement séreux ayant sa cause dans l'horripilation, nous voyons à la surface du vésicatoire, comme dans la plèvre, les deux éléments séreux et pseudo-membraneux; dans l'injection irritante au moyen des préparations ferrugineuses ou iodées, nous détruisons la secrétion normale et nous appelons dans la cavité séreuse les parties séreuses et pseudo-membraneuses du sang.

L'application immédiate d'une substance irritante, du vin, de l'iode, du fer à la surface d'une séreuse, est donc suivie des mêmes effets de désagrégation du sang qui se remarquent dans la plèvre et sur le vésicatoire après l'action médiate du froid. Ces deux causes étrangères, l'une appartenant à l'athmosphère, l'autre aux corps inorganiques, donnent le même résultat, malgré leur différence de nature, quoique que l'une agisse médiatement et l'autre immédiatement. Examinons cependant la différence qui sépare chacune de ces causes dans le mode de production des pseudo-membranes.

La première désagrégation, celle qui résulte du froid, par son mode de production serait de cause indirecte, puisque le froid agit également par le refroidissement des pieds, de la tête, du tronc, du tube digestif, de la muqueuse respiratoire; par la nature de sa cause empruntée à l'atmosphère, elle toucherait à la décomposition ou à l'altération du sang qui caractérisent les maladies épidémiques ou d'infection, celles qui ont été déterminées par l'absorption des principes de l'air, la pénétration des miasmes, des poisons.

La deuxième désagrégation est de cause locale, et en ce sens elle nous rappelle ce qui se passe dans les sections sous-cutanées; c'est la division ou l'érosion produite par le contact d'un corps inorganique ; cette érosion appelle la partie couenneuse du sang ou le sang lui-même ; celui-ci se conduit à la manière du sang épanché dans les abcès sanguins ou dans les sections sous-cutanées : c'est l'hémorrhagie accidentelle produite facultativement dans nos tissus par un instrument tranchant, par le fer, l'iode, le vin. La cause qui agit par ces différents agents, nous le voyons est traumatique.

Les grands avantages retirés des injections iodées s'expliquent donc facilement et nous devions les voir se mesurer avec les résultats obtenus dans les sections sous-cutanées.

Ce que je tenais surtout à faire ressortir dans ce chapitre, c'est la différence dans la nature des causes qui produisent la couenne du sang. Dans l'épanchement pleural la cause touche à l'atmosphère, mais ce n'est pas encore le contact de l'air ni la pénétration du principe épidémique ; le froid n'est qu'une cause physique ayant la puissance d'arrêter le cours du sang dans les capillaires. A cette interruption succède l'épanchement dans la cavité séreuse, et comme le sang n'est nullement altéré dans sa composition, le liquide de la simple désagrégation qui séjourne alors dans la cavité séreuse pulmonaire n'est pas plus dangereux, que n'est inquiétant le sang épanché sous la peau dans les abcès sanguins, dans les sections sous-cutanées, dans les injections iodées. En rapprochant les épanchements séreux de la plèvre de tous ces épanchements traumatiques, j'ai cherché à faire voir que, comme dans ces opérations, il suffisait que l'épanchement dans la plèvre fût à l'abri du contact de l'air pour que tout accident fût évité, pour que tout se passât en famille, c'est-à-dire sans inflammation.

L'accumulation de l'épanchement dans la plèvre a pour conséquence le refoulement du poumon, qui revient sur lui-même ; le liquide incompressible qui se succède dans la cavité séreuse le comprime par expression ; l'étranglement d'une ou plusieurs parties du parenchyme pulmonaire amène la constriction des capillaires ; et à celle-ci se joint encore l'interruption de l'air dans les dernières divisions bronchiques ; en voilà assez pour expliquer, sans recourir à l'inflammation, les désordres généraux et la fièvre qui accompagnent tous ces arrêts de circulations.

L'étranglement herniaire nous offre ces caractères ; nous revoyons, sous une autre forme : les irrégularités qui marquent les constrictions du poumon : ce sont des difficultés dans la respiration, des accélérations dans le pouls ; la respiration est plus précipitée, plus impérieuse ; les battements du cœur sont plus violents ; toutes circonstances qu'il est facile de déduire de l'impétuosité plus grande de l'air qui pénètre imparfaitement les divisions bronchiques, de la gêne trop grande ou de l'interruption complète de la circulation du sang dans les vaisseaux capillaires du poumon ; c'est le défaut d'air, c'est l'arrêt du mouvement du sang, et avec ceux-ci l'anxiété, le pouls fébrile.

Les autres symptômes, la douleur pleurétique, la toux, le crachement de sang, la respiration bronchique, le râle crépitant, auront un complément d'explication dans les changements locaux qui ont lieu dans le tissu du poumon soumis à l'étranglement.

A la compression déjà très-vive exercée concentriquement sur lui par la présence d'un liquide incompressible qui le réduit à un plus simple volume, il faut joindre un étranglement excentrique autrement nécessaire; et dont nous avons déjà eu occasion de remarquer la violence, il résulte de l'infiltration du sang dans le tissu pulmonaire étranglé ; cette infiltration est séreuse ou sanguine ; il en résulte la perspiration, à travers les bronches, d'un liquide qui tache les crachats d'une manière variable. La douleur pleurétique pourrait bien s'expliquer par cet étranglement double du poumon, et par la réaction de la compression sur le liquide et les parois de la cavité séreuse.

Lorsque la cause de l'étranglement est levée, et c'est la résolution du liquide de l'épanchement qui la fait disparaître, la constriction cesse; la circulation alors reparaît dans les capillaires ; la respiration redevient vesiculeuse ; de là, la cessation de la fièvre et du souffle bronchique; l'expulsion de crachats achève le dégorgement des parties infiltrées. Si la constriction a continué son action au-delà d'une certaine limite, il se passe alors ce que nous voyons survenir dans les autres constrictions; la partie étranglée perd la vie; pour l'intestin, ce sont la perforation, la gangrène; pour les constrictions mécaniques, c'est la mortification, succédant à l'infiltration; pour le poumon, ce sont les mêmes phénomènes, à n'en point douter.

Ce que nous constatons dans les cas graves, lorsque l'étranglement a persévéré au-delà de toute mesure, c'est l'altération des éléments du sang, qui perdent toutes leurs propriétés de vitalité; c'est la résolution des tissus étranglés, et celle-ci précède la mortification, la gangrène; rien ne nous montre l'inflammation dans le poumon étranglé par expression; et, en effet, on constate rarement dans l'épaisseur de l'organe pulmonaire la présence d'abcès ou l'existence de collections purulentes; le liquide spumeux et anormal qui imprégne le parenchyme du poumon en cas de mort n'est autre chose que le sang qui, en dernier ressort, a perdu ses qualités, à défaut de la vie qui lui a été refusée.

Si le liquide épanché dans la cavité de la plèvre y séjourne plus longtemps, l'épanchement passe à l'état chronique ; la sérosité était peut-être en trop grande quantité pour être totalement absorbée ; la séreuse a suspendu son travail de résorption avant l'entier épuisement. Est-ce le liquide qui cesse d'inciter les absorbants ? est-ce la séreuse devenue insensible, qui refuse toute absorption ? Le refus de la séreuse de fonctionner, pour venir en aide à la résolution de l'épanchement, peut tenir à l'état local de la membrane, ou à un état général dépendant de la constitution du sujet; il peut encore arriver que la source de l'épanchement continué de verser dans la cavité pleurale ou en égale ou en plus grande proportion, de manière à rendre nulle en apparence, ou moindre, la résolution; enfin, les causes extérieures peuvent ramener le frisson, et l'épanchement peut se reproduire avec persistance, ou même avec périodicité. Tout se passe pour le mieux, malgré le retard apporté à la guérison dans les circonstances qui précèdent, s'il ne vient pas s'ajouter à l'épanchement simple des accidents résultant de l'action de causes morbides. Celles-ci sont : le contact immédiat de l'air; la pénétration à travers la peau d'un principe épidémique répandu dans l'atmosphère; l'absorption des liquides de nos sécrétions devenus matières hétérogènes, le lait, la bile, l'urine, etc.; l'infection de nos humeurs par la résorption du pus, que celui-ci soit renfermé ou qu'il soit exposé au dehors, comme cela a lieu dans les grandes plaies avec suppurations; la pénétration directe d'un virus introduit sous l'épiderme par le procédé de l'inoculation; l'empoisonnement dû à l'introduction dans notre sang, par les voies digestives, de matières calcaires tenues en dissolution dans les boissons; l'assimilation d'éléments nutritifs insuffisants ou destructeurs, qui, arrivés dans la circulation, agissent sur nos organes à la manière de l'air, du principe épidémique, du virus introduit directement dans les capillaires, des poisons. L'épanchement chronique nous montrait l'indisposition prolongée. Ces différentes causes de maladies nous mènent à l'inflammation de la plèvre et aux complications qui s'y rattachent.

En traitant, comme je viens de le faire, des épanchements séreux dans la plèvre en dehors de toute inflammation, j'ai voulu mettre en évidence le fait mécanique de la dissociation des éléments du sang par l'action du froid. Cette cause traumatique a suspendu le mouvement du sang dans les capillaires, lorsque par suite de la cessation subite de tout travail, le sang est arrivé en excès aux muscles du thorax et au poumon ; la conséquence de l'action du froid, dans cette disposition particulière de la circulation dans les capillaires, a été la désagrégation des éléments du sang : comme, sous l'influence de l'action de la pile, l'oxygène et l'hydrogène se séparent de l'eau. Les séreuses se sont empressées de recueillir les parties séreuses et pseudo-membraneuses, le véhicule et la partie vivante du sang. Nous avons trouvé la séreuse pulmonaire placée fort à propos pour soulager, dans ce cas, l'arrêt de la circulation, qui résultait de la surabondance de sang apportée aux muscles thoraciques et aux capillaires du poumon. Lorsqu'elle avait déjà pour usage de lubréfier ses parois pour faciliter le glissement et l'expansion du poumon, nous lui avons dévolu celui de faire l'office d'un réservoir providentiel destiné à recevoir le sang ramené accidentellement à ses éléments. La facilité avec laquelle on pouvait détourner la source de l'épanchement, en appelant la sérosité sous l'épiderme, a été la preuve évidente du cours mécanique des éléments du sang vers la cavité de la plèvre.

Le poumon, dans l'épanchement pleural, a été soumis à un double étranglement concentrique et excentrique, produit d'une part par l'accumulation dans la cavité de la plèvre du liquide qui le réduisait à un plus petit volume, et de l'autre, par l'infiltration de la partie étranglée. Cette infiltration a été le fait de la constriction du poumon. Nous avons eu assez de l'épanchement séreux dans la plèvre et de la constriction du poumon, pour expliquer la gêne de la respiration et les différents bruits qui s'y rattachaient : la douleur pleurétique et les crachats sanguinolents, l'accélération de la circulation et le pouls fébrile. J'ai vu dans ces épanchements, comme dans la suppression des menstrues, comme dans l'indigestion, de simples indispositions, et j'ai affecté de regarder le froid ou les émotions morales qui les déterminaient, comme agissant à la manière des causes traumatiques dans les sections sous-cutanées et les injections iodées ; je voulais séparer les indispositions qui avaient leur cause dans la modification mécanique donnée au mouvement du sang, des maladies qui prenaient leur origine dans une altération chimique, ou dans l'introduction dans la circulation, d'un levain inflammatoire : la conséquence devait être que l'inflammation n'avait pas de raison d'être, que l'arrêt de la circulation dans les capillaires était la vraie cause pour la production des épanchements séreux simples dans la plèvre.

Les mesures individuelles qui sont prises pour se préserver du refroidissement; l'efficacité des moyens employés journellement pour remédier aux accidents pleurétiques lorsqu'ils ont été produits; l'accord unanime des médecins dans l'emploi des larges vésicatoires sur la poitrine, de la la saignée, l'application des sangsues, des dérivatifs, pour arrêter et pour combattre les épanchements, seront la raison de toutes les remarques qui précèdent.

Que fait-on pour éviter l'indisposition grave qui nous occupe? Pour cela, on prend l'attitude opposée à celle qui met le sang en mouvement; et comme c'est l'appareil des muscles volontaires qui met le sang en activité, de manière à fournir, à la première occasion, les éléments de l'épanchement dans la plèvre, il ne dépend que de nous d'éloigner la première cause de l'épanchement, que je désignerai, par ce motif, par le nom d'active. Le repos, le travail, dans de certaines limites, nous préservent de tout accident; mais il ne nous est pas toujours permis de garder le repos, de veiller attentivement sur nos mouvements; le travail musculaire devance toutes nos mesures de précaution; et, à l'occasion d'une marche forcée, d'efforts entrepris souvent dans un but de distraction, nous prenons, sans nous en apercevoir, l'attitude qui appelle la cause de la désagrégation du sang. Les personnes les plus attentives à la conservation de leur santé sont saisies par la même cause qui frappe fréquemment les gens de peine : le froid produit l'horripilation ; l'horripilation arrête la circulation dans les capillaires ; le sang revêt la forme séreuse et se précipite dans les cavités séreuses.

Il dépend encore de nous d'éviter le refroidissement, qui, nous le voyons, est la cause efficiente ; et nous sommes, de ce côté, plus heureux que lorsqu'il s'agit de combattre les autres causes atmosphériques, celles qui nous donnent les maladies. Pour cela, il devient prudent de se vêtir plus légèrement pendant le travail, et de se couvrir davantage au moment du repos, de se garder des ventilations, des courants froids, de toutes les causes réfrigérantes. Est-ce le pressentiment qui oblige les personnes qui se sont mises dans la position d'être frappées par l'indisposition qui nous occupe, à se resserrer dans leurs vêtements, à rechercher un rayon de soleil, à se rapprocher du feu, à continuer ou à simuler l'activité des mouvements, à changer le linge imprégné de sueurs, à éviter, par des précautions même minutieuses, le refroidissement des pieds, des mains, de la figure, le séjour dans un appartement froid, l'entrée dans un réduit humide et dont la température est plus basse, la respiration d'un air frais, le rafraîchissement avec des boissons glacées ; et tout à la fois, est-ce le pressentiment, est-ce la certitude donnée par l'expérience, que le défaut de toutes ces mesures de précaution amènera une indisposition grave ? Je ne sais ; mais l'attention généralement apportée dans ce sens, aussi bien par les gens riches que par les malheureux, nous montre que la certitude de l'action du froid n'est pas seulement pour le médecin, qu'elle existe également pour les gens du monde, qui acceptent cette cause, dont les effets sont généralement reconnus.

Lorsque l'épanchement se produit, le premier moyen et le plus sûr, à mon avis, pour le suspendre, consiste à appliquer sur la poitrine un large vésicatoire ; à peine aura-t-il pris, que la cavité de la plèvre sera soulagée de tout le liquide qui viendra soulever l'épiderme et former la vésication. La déviation de la source de l'épanchement, obtenue aussi facilement, amènera immédiatement les meilleurs résultats ; le sang se transportera de préférence vers le diverticulum factice établi à la surface de la peau, le plus près possible du lieu où la sérosité se produit, et l'épanchement dans la plèvre sera diminué de tout celui qui aura été appelé sous le vésicatoire.

Les saignées générales, les saignées locales par l'application de sangsues, ont pour premier effet de désemplir les vaisseaux et de modérer la violence de l'impulsion du sang. La résolution de l'appareil musculaire ainsi obtenue, la syncope même, qui arrive quelquefois, viennent à propos pour rasseoir très-efficacement le mouvement exalté de la circulation vers les muscles de la poitrine et vers les capillaires du poumon. Mais à ce premier effet il faut en ajouter un autre, qui ressort naturellement de la propriété inhérente au sang de se transporter, de son propre mouvement, de toutes nos parties vers le point du système circulatoire, volontairement ou accidentellement divisé ; c'est sur cette propriété que j'appellerai l'attention. Les émissions sanguines amèneront une dérivation qui, prolongée ou renouvelée plus ou moins judicieusement, suspendra la production anormale, ou détournera la sérosité déjà formée du réservoir, où elle est trop disposée à s'épancher. Nous devons faire suivre ces moyens de premier ordre des agents pharmaceutiques, qui agissent comme modérateurs de la violence d'impulsion du sang. Ajoutons, comme moyens adjuvants, l'usage des boissons mucilagineuses pour faciliter l'expectoration, des diurétiques pour augmenter la sécrétion des urines, de tous les essais tentés en pareil cas pour rappeler la sueur, l'emploi des vésicatoires appliqués aux jambes dans un but dérivatif, et nous compléterons l'ensemble des ressources médicales journellement mises en œuvre, pour combattre d'une manière toujours efficace les épanchements séreux simples au moment de leur production, lorsqu'ils ont été produits, et quand ils menacent de persister ou de reparaître ; tandis qu'il est toujours facile d'agir par ces différents moyens sur le mouvement physiologique exagéré du sang, de détourner ou de résoudre la sérosité des épanchements. Nous ne saurions en dire autant lorsqu'il y a altération des humeurs par les causes morbides ; ce qui distingue parfaitement l'indisposition qui tient à une aberration du mouvement du sang, de la lésion qui a sa cause dans son altération maladive.

En nous résumant, nous dirons que le liquide de l'épanchement dans la plèvre, bien qu'il soit versé dans la cavité de la séreuse de la plèvre, n'est point une exagération physiologique de sécrétion de la membrane, pas plus qu'un produit de la membrane séreuse enflammée ; on ne peut voir la pleurésie dans ce seul fait de la présence de la sérosité et des pseudo-membranes. Si la pleurésie, dans les cas simples d'épanchements aigus, devait être admise, ce ne serait que consécutivement, lorsque la partie fibrineuse de la sérosité épanchée s'organise, lorsque les adhérences s'établissent ; et alors, le travail qui s'opère est plutôt une exagération du mouvement physiologique, une tendance à la reconstitution et à la cicatrisation, un travail d'exubérance de vie, qu'un trouble résultant de l'inflammation. Le sang apporté aux parois thoraciques pour les nourrir et pour satisfaire au travail des muscles, celui qui est apporté au poumon pour le phénomène de l'hématose, le sang de tout l'organisme, en un mot, renferme les éléments du liquide de l'épanchement.

Ces éléments du liquide de l'épanchement sont les propres éléments du sang ; c'est à l'extrémité des vaisseaux artériels, et à l'origine des absorbants et des excréteurs, qu'il faut prendre la production séreuse et pseudo-membraneuse de l'épanchement. Pour que cette production ait lieu, il faut non pas seulement un arrêt simple de la circulation avec exagération du mouvement circulatoire, mais en même temps une cause réfrigérante, traduisant son action générale sur notre organisme par l'horripilation. Ce n'est ni l'action chimique de l'air, ni l'existence de principes épidémiques, ni une lésion des organes prédisposant à l'inflammation, mais bien une cause atmosphérique bien facile à spécifier, une cause purement physique, le froid.

La matière de l'épanchement étant dans le sang, la cause atmosphérique de sa production étant bien déterminée, pour faire arriver dans la cavité pleurale les liquides de l'épanchement déjà formés, qu'avons-nous besoin de recourir à l'inflammation de la plèvre. Nous avons à y verser non point un liquide de sécrétion, non point un liquide de l'inflammation, mais un liquide venant directement du sang. Nous avons assisté au phénomène mécanique de sa formation ; après avoir reconnu que la cause déterminante était purement physique, pourquoi recourir à des phénomènes complexes, ceux qui accompagnent la formation des produits inflammatoires dans les maladies? Pour expliquer son transport dans la plèvre, là où nous n'avons affaire qu'à des aberrations de phénomènes physiologiques, à un changement de mécanisme dans le mouvement mécanique du sang, sous l'influence d'une cause facile à saisir dans l'atmosphère, là où tout est mécanique et physique, qu'est-il besoin d'invoquer les phénomènes si complexes qui accompagnent les lésions de tissus? Pour tous ces motifs, nous comparerons le transport des liquides de nouvelle formation à ce qui se passe chez les liquides lorsqu'on leur interpose une membrane organisée. Nous verrons alors le liquide séreux de la plèvre remplacé par le sang ramené à ses éléments ; et cette transmutation se fera par l'intermédiaire des tissus vivants, en vertu du mode de substitution. Nous serons d'autant plus dans le vrai, que le sang aura perdu, dans sa transformation, plusieurs de ses qualités qui le rattachent à la vie, que le liquide de sa désagrégation se rapprochera davantage des liquides de sécrétions et des liquides simples.

Que résulte-t-il de cette dissertation ? Que là où nous croyions avoir affaire à une lésion inflammatoire, nous ne devons voir qu'une indisposition du système circulatoire. Lorsque l'indigestion nous donnait, dans l'exagération du produit des glandes de l'intestin, la solution de l'indisposition du tube digestif, l'épanchement dans les séreuses nous montre le mode de soustraction exercé mécaniquement sur le sang, précipité dans son cours et impressionné trop vivement par le froid.

Qui ne sait d'avance les avantages réels qui doivent être retirés pour le traitement des épanchements dans la plèvre et autres, de la connaissance :

1° De la nature des liquides de l'épanchement : les liquides viennent du sang ; ils en sont les éléments ;

2° Du lieu où ils prennent leur origine : les liquides sont fournis par les artères qui arrivent aux muscles thoraciques et au poumon ;

3° De leur mode de formation : c'est l'arrêt du mouvement exagéré du sang dans les capillaires, sous l'impression du froid, qui amène la dissociation de ses éléments ;

4° Du transport facile à suivre des liquides de l'épanchement à travers les tissus, du lieu où ils ont pris leur origine, jusque dans la cavité qui les reçoit ; ne pouvant recourir, pour expliquer ce parcours, ni aux phénomènes physiologiques, ni aux accidents inflammatoires, nous n'y verrons qu'un simple fait physique. Après ces considérations, le traitement des épanchements sera nécessairement éclairé.

Les larges vésicatoires sur la poitrine seront plus généralement employés, à cause de l'effet direct qu'ils exercent sur le cours de la sérosité de l'épanchement, en produisant la vésication à la peau.

On saura que les saignées, les applications de sangsues, au début, produiront de bons effets, en désemplissant les conduits du sang, mais surtout en donnant le change aux liquides, qui, dans les circonstances qui nous occupent, se dirigent avec prédilection vers les cavités séreuses. Avec les émissions sanguines, on agira sur les épanchements séreux, comme l'expérience nous montre qu'il est nécessaire de le faire dans les hémorrhagies, lorsqu'on suspend momentanément, par une hémorrhagie externe facile à arrêter, une hémorrhagie interne, plus redoutable ou difficile à saisir.

Nous reconnaîtrons la grande utilité des dérivatifs d'un autre ordre appliqués sur la peau, ou ingérés dans l'estomac, sous toutes les formes, pour appeler l'aide de toutes les fonctions; enfin, l'avantage de l'administration des substances pharmaceutiques agissant directement sur le sang.

Si tous ces moyens employés pour combattre les épanchements séreux sont entr'eux dans un accord parfait; si de cet accord, facile à constater, résultent les avantages véritables qu'on retire de leur mise en pratique, lorsqu'ils ont été pour moi la raison de cette dissertation, ils seront la preuve la plus importante à laquelle je m'arrêterai pour établir, *a posteriori*, la vérité des faits dont j'ai cherché à donner l'explication. Heureux si mes remarques, en jetant quelque clarté sur la nature et le mode de production des épanchements, rendent plus facile et plus général l'emploi des moyens que j'ai préconisés en montrant les effets que l'on doit attendre dans les congestions sanguines en général, et dans les épanchements séreux en particulier, de tout ce qui pourra modérer la violence du mouvement du sang.

Tours, imp. Ladevèze.

www.ingramcontent.com/pod-product-compliance
Ingram Content Group UK Ltd.
Pitfield, Milton Keynes, MK11 3LW, UK
UKHW020537230726
13925UKWH00005B/2333